CKD-Stadium-4-Kochbuch für Senioren

Gesunde und köstliche Rezepte mit niedrigem Kalium und Natrium, um chronische Nierenerkrankungen umzukehren

David T. Salcedo

INHALTSVERZEICHNIS

EINLEITUNG

Evelyn lebte in der geschäftigen Stadt Eldertown, wo der Duft von hausgemachten Mahlzeiten die Luft erfüllte. Im Alter von 72 Jahren sah sie sich einem gewaltigen Feind gegenüber: der chronischen Nierenerkrankung (CKD) Stadium 4. Evelyn ließ sich von der Prognose nicht abschrecken und machte sich auf den Weg, um ihre Krankheit durch eine maßgeschneiderte und nahrhafte Ernährung in den Griff zu bekommen.

Evelyns Küche wurde zu einem Krieg, und ihre bevorzugte Waffe war ein gut geplantes CKD Stadium 4 Kochbuch. Mit Hilfe ihres Ernährungsberaters stellte sie sorgfältig eine Vielzahl von Mahlzeiten zusammen, die nicht nur ihre Geschmacksknospen befriedigen, sondern auch ihrer Nierengesundheit zugute kommen würden.

Evelyns Tage begannen mit dem rhythmischen Klappern von Töpfen und Pfannen, einer Symphonie von Materialien, die sich zu Rezepten kombinierten, die sowohl nierenfreundlich als auch köstlich waren. Sie experimentierte mit bunten Salaten mit nierenfreundlichem Gemüse wie Paprika, Kohl und Blumenkohl. Ihr

Küchentisch wurde zu einer Leinwand, bedeckt mit bunten, nährstoffreichen Gerichten, die ihre kulinarischen Fähigkeiten unter Beweis stellten.

Evelyns Lieblingsgericht war ein herzhafter Quinoa-Gemüse-Eintopf. Es wurde dank seines hohen Proteingehalts und seines niedrigen Phosphor- und Kaliumgehalts zu einem festen Bestandteil ihrer CNE-freundlichen Ernährung. Als der köstliche Duft ihre gemütliche Küche erfüllte, verspürte Evelyn ein Gefühl der Befriedigung, weil sie wusste, dass sie ihren Körper nährte und die Verantwortung für ihre Gesundheit übernahm.

Evelyns kulinarische Errungenschaften verbreiteten sich in ganz Eldertown, und schon bald organisierte sie einen wöchentlichen Kochkurs für Senioren mit vergleichbaren gesundheitlichen Problemen. Sie entdeckten die Freuden der Zubereitung von Mahlzeiten, die nicht nur gut für ihre Nieren waren, sondern sie auch in einem gemeinsamen Sinn für Hoffnung und Ausdauer zusammenbrachten.

Evelyns Kochbuch wurde zu einem lokalen Hit, und die Ältesten erzählten Geschichten über mehr Energie und bessere Gesundheitsergebnisse. Die Community versammelte sich um sie und schuf ein Unterstützungsnetzwerk, das über die Küche hinausging. Sie feierten Siege, teilten Rückschläge und alle erkannten das transformative Potenzial einer achtsamen Ernährung.

Evelyns Rezepte haben sich weiterentwickelt, um den Wechsel der Jahreszeiten widerzuspiegeln. Sie hat ihre Küche auf die frischesten Zutaten zugeschnitten, darunter saisonales Obst und Gemüse, um ihre Mahlzeiten sowohl spannend als auch nahrhaft zu machen. Evelyn gewann während ihrer kulinarischen Reise ein wiederbelebtes Gefühl der Zielstrebigkeit und Kameradschaft, zusätzlich zur Bewältigung ihrer CKD Stadium 4.

Ihr Kochbuch, das mit persönlichen Anekdoten, Gesundheitstipps und natürlich wunderbaren Rezepten gefüllt war, wurde zu einer Inspirationsquelle für die Ältesten in Eldertown und anderswo. Evelyns Erzählung erinnerte alle daran, dass sie mit Entschlossenheit und einem Schuss Kreativität in der Küche chronische Krankheiten überwinden und den Geschmack eines befriedigenden und gesunden Lebens genießen können.

WAS IST CKD STADIUM 4?

Chronische Nierenerkrankung (CKD) ist die stetige Abnahme der Nierenfunktion im Laufe der Zeit. Zustand 4 weist auf eine schwere Erkrankung hin, bei der Ihre Nieren erhebliche Schäden erlitten haben und das Blut nur noch mit 15-29% ihrer normalen Kapazität filtern.

Ursachen der CKD Stadium 4

- **Diabetes: Diabetes** kann die Blutarterien in den Nieren schädigen und zu einer verminderten Funktion führen.

- **Bluthochdruck:** Unkontrollierter Bluthochdruck kann die Nieren belasten und ihre Fähigkeit, Abfallstoffe zu filtern, verringern.

- **Glomerulonephritis:** Eine Entzündung der Nierenfilter (Glomeruli) kann die Abfallentsorgung beeinträchtigen.

- **Polyzystische Nierenerkrankung:** Die polyzystische Nierenerkrankung ist eine Erbkrankheit, die Zysten in den Nieren verursacht und die Funktion beeinträchtigt.

- **Chronische Infektionen: Chronische Infektionen**, wie z. B. Harnwegsinfektionen, können im Laufe der Zeit Nierenschäden verursachen.

- **Angeborene Fehlbildungen:** Geburtsfehler, die die Nierenstruktur betreffen, können zu CNE führen.

- **Autoimmunerkrankungen:** Bestimmte Autoimmunerkrankungen wie Lupus können Nierenschäden verursachen.

- **Medikamente:** Bestimmte Medikamente, einschließlich NSAR und Antibiotika, können bei manchen Menschen die Nieren beeinträchtigen.

Symptome der CKD Stadium 4

- Extreme Müdigkeit und Schwäche

- Geschwollene Knöchel, Füße und Gesicht

- Schwer kontrollierbarer Bluthochdruck

- Häufiges Wasserlassen, vor allem nachts

- Schaumiger oder blutiger Urin

- Appetitlosigkeit und Übelkeit

- Konzentrationsschwierigkeiten und geistige Verwirrung.

- Knochenschmerzen und Juckreiz

Behandlung

Die Behandlung von CKD Stadium 4 konzentriert sich auf die Verlangsamung des Fortschreitens der Krankheit und die Behandlung der Symptome. Zu den Optionen gehören:

- **Medikamente:** Medikamente zur Kontrolle des Blutdrucks, zur Verwaltung von Elektrolyten und zur Behandlung von Anämie.

- **Ernährungsumstellung:** Reduzieren Sie die Aufnahme von Proteinen, Phosphor und Kalium, um die Nierengesundheit zu fördern.

- **Flüssigkeitsmanagement:** Beim Flüssigkeitsmanagement wird die Flüssigkeitsaufnahme begrenzt, um eine Überwässerung zu vermeiden.

- **Dialyse:** Die Dialyse wird verwendet, um Abfallstoffe aus dem Blut zu filtern, wenn die Nieren nicht richtig funktionieren.

- **Nierentransplantation:** In einigen Fällen kann eine Nierentransplantation in Betracht gezogen werden.

Verhütung

- Halten Sie ein gesundes Gewicht

- Blutdruck und Blutzuckerspiegel kontrollieren

- Ernähren Sie sich ausgewogen und nierenschonend

- Trinken Sie viel Wasser

- Schränken Sie Alkohol und Rauchen ein

- Bewegen Sie sich regelmäßig

- Stressbewältigung effektiv

- Planen Sie regelmäßige Kontrolluntersuchungen und überwachen Sie die Nierenfunktion

RISIKOFAKTOREN FÜR SENIOREN

Wenn wir älter werden, durchläuft unser Körper einen einzigartigen Prozess. Wenn wir an Weisheit und Erfahrung gewinnen, sind wir auch mit altersbedingten Gefahren für unsere Gesundheit und unser Wohlbefinden konfrontiert. Das Verständnis dieser Risikofaktoren ist für Senioren von entscheidender Bedeutung, wenn sie sich im Labyrinth potenzieller Probleme zurechtfinden und vorbeugende Maßnahmen priorisieren. Hier gehen wir auf einige der häufigsten Risikofaktoren für Senioren ein und untersuchen praktische Lösungen, um ihre Auswirkungen zu begrenzen:

Körperliche Gesundheitsrisiken

- **Chronische Krankheiten**: Chronische Krankheiten wie Diabetes, Herzerkrankungen und Arthritis können die Lebensqualität von Senioren verringern und ihre Anfälligkeit für Komplikationen erhöhen. Regelmäßige Überwachung, strenge medizinische Behandlung und die Aufrechterhaltung eines gesunden Lebensstils sind erforderlich, um die Risiken zu reduzieren.

- **Stürze und Gebrechlichkeit:** Senioren sind anfällig für Stürze und Gebrechlichkeit, die zu Frakturen, Verletzungen und dem Verlust der Unabhängigkeit führen können. Die Stärkung der Muskeln und des Gleichgewichts, die Erhöhung der Sicherheit zu Hause und die Behandlung von Seh- und Gangstörungen sind wichtige Präventionsmaßnahmen.

- **Sinnesverfall:** Altersbedingter Seh- und Hörverlust kann zu Isolation, Verzweiflung und einem höheren Sturzrisiko führen. Regelmäßige Vorsorgeuntersuchungen, die Verwendung von Hilfsmitteln und die Teilnahme an sozialen Aktivitäten können dazu beitragen, diese Probleme zu reduzieren.

- **Wechselwirkungen mit Medikamenten:** Bei Senioren, die zahlreiche Medikamente einnehmen, ist es wahrscheinlicher, dass es zu schädlichen Wechselwirkungen kommt. Konsultieren Sie einen Apotheker und vereinfachen Sie die Verschreibungsschemata, um Sicherheit und Wirksamkeit zu gewährleisten.

Psychische und emotionale Gesundheitsrisiken

- **Soziale Isolation und Einsamkeit:** Negative Auswirkungen von sozialer Isolation und Einsamkeit auf die psychische Gesundheit, einschließlich Traurigkeit und Angstzuständen. Soziale Kontakte zu knüpfen, Selbsthilfegruppen beizutreten und an Gemeinschaftsaktivitäten teilzunehmen, kann dir helfen, die Einsamkeit zu überwinden und deine psychische Gesundheit zu verbessern.

- **Kognitiver Verfall und Demenz:** Altersbedingte kognitive Beeinträchtigungen können zu einfacher Vergesslichkeit bis hin zu schwerer Demenz führen. Regelmäßige kognitive Stimulation, ein aktiver Lebensstil sowie eine frühzeitige Erkennung und Behandlung sind für die Behandlung dieser Krankheiten von entscheidender Bedeutung.

- **Trauer und Verlust:** Der Verlust von geliebten Menschen, Freunden und Haustieren kann für Senioren emotional belastend sein. Trauerbegleitung, Selbsthilfegruppen und das Knüpfen von Kontakten zu hilfsbereiten Menschen können Ihnen helfen, diese schwierige Zeit zu überstehen.

- **Finanzielle Unsicherheit:** Finanzielle Unsicherheit kann für ältere Menschen erheblichen Stress verursachen. Eine vorausschauende Planung, die Recherche über die Wahl des Alterseinkommens und die Nutzung der verfügbaren Ressourcen können zu finanzieller Sicherheit und Seelenfrieden führen.

Umwelt- und Lebensstilrisiken

- **Sicherheitsrisiken zu Hause:** Senioren sind erheblichen Sicherheitsrisiken ausgesetzt, einschließlich Stürzen. Das Erkennen und Beheben von Sicherheitsbedenken wie rutschigen Böden, schlechter Beleuchtung und instabilen Möbeln kann die Wahrscheinlichkeit eines Sturzes drastisch minimieren.

- **Ernährung und Ungleichgewichte:** Eine unzureichende Ernährung kann bei Senioren zu gesundheitlichen Problemen führen. Die Aufrechterhaltung einer guten Gesundheit erfordert eine ausgewogene Ernährung, die reich an Obst,

Gemüse, Vollkornprodukten und magerem Eiweiß ist, sowie die Behandlung von Ernährungsungleichgewichten und die Aufrechterhaltung einer Flüssigkeitszufuhr.

- **Bewegungsmangel:** Ein sitzender Lebensstil kann gesundheitliche Probleme verschlimmern und das Risiko von Stürzen und Gebrechlichkeit erhöhen. Regelmäßige körperliche Aktivität, selbst wenn es sich um einen Spaziergang oder Stuhlübungen handelt, kann die allgemeine Gesundheit und das Wohlbefinden dramatisch verbessern.

- **Drogenmissbrauch:** Drogenabhängigkeit bei Senioren kann trotz ihrer geringen Prävalenz erhebliche gesundheitliche Bedenken aufwerfen und bereits bestehende Krankheiten verschlimmern. Die Suche nach professioneller Hilfe und die Behandlung der Grundursachen sind entscheidend für die Genesung und eine bessere Gesundheit.

ESSEN ZU ESSEN UND ZU VERMEIDEN

Lebensmittel zum Essen

- **Obst und Gemüse:** Wählen Sie kalium- und phosphorarmes Obst und Gemüse, darunter Äpfel, Beeren, Kirschen, Trauben, Birnen, Salat, Blumenkohl, Gurken, Auberginen, grüne Bohnen und Zwiebeln.

- **Vollkornprodukte:** Wählen Sie Vollkornprodukte in Maßen für Energie und Ballaststoffe, wie z. B. braunen Reis, Quinoa, Gerste und Vollkornbrot. Spülen Sie die Körner vor dem Kochen ab, um den Phosphorgehalt zu senken.

- **Mageres Protein:** Wählen Sie für mageres Protein Hühnchen, Fisch, Truthahn, fettarme Milchprodukte (z. B. griechischer Joghurt oder Hüttenkäse) und gekochte Bohnen in Maßen. Proteine sind für die Reparatur und Erhaltung von Gewebe notwendig.

- **Gesunde Fette:** Nehmen Sie gesunde Fette in Maßen wie Avocado, Olivenöl, Nüsse und Samen zu sich, um das Sättigungsgefühl und den notwendigen

Fettsäurespiegel zu fördern. Entscheiden Sie sich für pflanzliche Fette anstelle von Trans- und gesättigten Fetten.

- **Flüssigkeitszufuhr:** Bleiben Sie hydratisiert mit Wasser, ungesüßten Kräutertees und verdünnten Fruchtsäften. Vermeiden Sie übermäßige Flüssigkeiten, es sei denn, dies wird von einem Arzt empfohlen.

Lebensmittel, die Sie einschränken oder vermeiden sollten

- **Kaliumreiche Lebensmittel:** Zu den kaliumreichen Lebensmitteln gehören Orangen, Bananen, Melonen, Avocados, Kartoffeln, Süßkartoffeln, Milchprodukte und Nüsse. Die Begrenzung dieser Elemente reduziert die Kaliumansammlung im Blut, die schädlich sein kann.

- **Lebensmittel mit hohem Phosphorgehalt:** Vermeiden Sie Lebensmittel mit hohem Phosphorgehalt, einschließlich verarbeiteter Lebensmittel, rotem Fleisch, Innereien, Konserven, Milchprodukten, Schokolade und Limonade. Diese sind reich an Phosphor, was die Nieren überlasten und zu Knochenerkrankungen führen kann.

- **Natriumreiche Lebensmittel:** Begrenzen Sie den Verzehr von natriumreichen Lebensmitteln wie verarbeiteten Lebensmitteln, Fast Food, salzigen Snacks und Soßen. Überschüssiges Natrium kann zu erhöhtem Blutdruck und Flüssigkeitsansammlungen beitragen.

- **Zuckerhaltige Getränke und Süßigkeiten:** Vermeiden Sie zuckerhaltige Getränke und Süßigkeiten, einschließlich Limonaden, Fruchtsäfte, Gebäck, Süßigkeiten und Desserts. Diese fördern Gewichtszunahme, erhöhte Blutzuckerwerte und Entzündungen, was die Behandlung von CNE erschwert.

- **Alkohol und Rauchen:** Schränken Sie Alkohol und Rauchen ein oder vermeiden Sie ihn, da beides die Nieren beeinträchtigen kann. Rauchen verschlimmert bereits bestehende Gesundheitsprobleme und beeinträchtigt die Heilungsfähigkeit Ihres Körpers.

KAPITEL 1

Frühstücks-Rezepte

1. Rührtofu mit Paprika und Champignons

Zutaten

- 1/2 Block fester Tofu, zerbröckelt

- 1/4 Tasse gehackte Paprika

- 1/4 Tasse gehackte Champignons

- 1/4 Tasse gehackte Zwiebel (optional)

- Kurkuma und Paprika (optional für Farbe)

- Salz und Pfeffer nach Geschmack

Anweisungen

1. Eine Pfanne bei mittlerer Hitze erhitzen. Tofu zerbröseln und kochen, bis er leicht gebräunt ist.

2. Gemüse dazugeben und kochen, bis es weich ist.

3. Mit Kurkuma, Paprika, Salz und Pfeffer abschmecken.

4. Auf Vollkorntoast genießen.

Nährwertangaben

- Kalorien: 200

- Eiweiß: 15g

- Kohlenhydrate: 20g

- Fett: 5g

- Kalium: 200mg

- Phosphor: 180mg

Portionsgröße: 1 Portion

Zubereitungszeit: 15 Minuten

2. Chiasamen-Pudding über Nacht mit Früchten und Nüssen

Zutaten

- 1/4 Tasse Chiasamen

- Ungesüßte Mandelmilch oder Kokosmilch von 1 Tasse

- 1/4 Tasse gemischte Beeren

- 1 Esslöffel gehackte Nüsse (Mandeln, Walnüsse, Pekannüsse)

- Zimt- oder Vanilleextrakt nach Geschmack

Anweisungen

1. Chiasamen, Mandelmilch und Zimt- oder Vanilleextrakt in einem Glas oder einer Schüssel vermischen. Gut umrühren und über Nacht in den Kühlschrank stellen.

2. Morgens den Pudding mit Beeren und Nüssen belegen.

Nährwertangaben

- Kalorien: 250

- Eiweiß: 5g

- Kohlenhydrate: 25g

- Fett: 10g

- Kalium: 150mg

- Phosphor: 150mg

Portionsgröße: 1 Portion

Zubereitungszeit: 10 Minuten (plus Einweichen über Nacht)

3. Vollkorntoast mit Avocado und Ei

Zutaten

- 1 Scheibe Vollkorntoast

- 1/4 Avocado, püriert

- 1 pochiertes Ei

- Tomatenscheiben (optional)

Anweisungen

1. Vollkornbrot toasten. Avocado-Püree auf dem Toast verteilen.

2. Pochieren Sie ein Ei und legen Sie es auf die Avocado. Mit Tomatenscheiben garnieren (optional).

Nährwertangaben

- Kalorien: 250

- Eiweiß: 10g

- Kohlenhydrate: 25g

- Fett: 15g

- Kalium: 250mg

- Phosphor: 200mg

Portionsgröße: 1 Scheibe Toast

Zubereitungszeit: 10 Minuten

4. Granola und griechisches Joghurtparfait mit Beeren

Zutaten

- 1/2 Tasse griechischer Naturjoghurt (2% Fett)
- 1/4 Tasse gemischte Beeren oder gehackter Apfel
- 1/4 Tasse phosphorarmes Müsli
- Zimt nach Geschmack

Anweisungen

1. Griechischen Joghurt, Obst und Müsli in ein Parfaitglas schichten.

2. Mit Zimt bestreuen und gekühlt servieren.

Nährwertangaben

- Kalorien: 200

- Eiweiß: 18g

- Kohlenhydrate: 25g

- Fett: 5g

- Kalium: 200mg

- Phosphor: 200mg

Portionsgröße: 1 Portion

Zubereitungszeit: 5 Minuten

5. Gebackene Süßkartoffel mit schwarzen Bohnen und Salsa

Zutaten

- 1 mittelgroße Süßkartoffel, gebacken
- Schwarze Bohnen, abgespült und abgetropft von 1/4 Tasse
- Salsa (bevorzugt natriumarm)
- Gehackter Koriander (optional)

Anweisungen

- Die gebackene Süßkartoffel aufschneiden und mit schwarzen Bohnen und Salsa belegen.
- Nach Belieben mit frischem Koriander garnieren.
- Warm genießen.

Nährwertangaben

- Kalorien: 250
- Eiweiß: 8g
- Kohlenhydrate: 45g
- Fett: 2g

- Kalium: 300mg

- Phosphor: 180mg

Portionsgröße: 1 Süßkartoffel

Zubereitungszeit: 45 Minuten (Backzeit)

6. Spinat-Pilz-Omelett

Zutaten

- 2 Eier

- 1/4 Tasse gehackter Spinat

- 1/4 Tasse gehackte Champignons

- Fettarmer Käse (optional)

- Salz und Pfeffer nach Geschmack

Anweisungen

1. Eier in einer Schüssel verquirlen und mit Salz und Pfeffer würzen.

2. Eine leicht geölte Pfanne bei mittlerer Hitze erhitzen. Spinat und Champignons dazugeben und kochen, bis sie weich sind.

3.   Die Eimasse dazugeben und kochen, bis der Boden fest ist. Das Omelett in der Mitte falten.

4.   Mit Käse bestreuen (optional) und eine weitere Minute kochen lassen. Sofort servieren.

Nährwertangaben pro Portion

- Kalorien: 200

- Eiweiß: 12g

- Kohlenhydrate: 2g

- Fett: 14g

- Kalium: 180mg

- Phosphor: 170mg

Portionsgröße: 1 Omelett

Zubereitungszeit: 10 Minuten

7. Englischer Vollkorn-Muffin mit Hüttenkäse und Obst

Zutaten

- 1 englischer Vollkornmuffin

- 1/4 Tasse fettarmer Hüttenkäse

- 1/4 Tasse gehacktes Obst (Mango, Apfel, Birne)

- Zimt oder Honig (optional)

Anweisungen

1. Den englischen Muffin toasten. Mit Hüttenkäse bestreichen.

2. Mit gehackten Früchten belegen und nach Belieben mit Honig beträufeln oder mit Zimt bestreuen.

Nährwertangaben

- Kalorien: 200

- Eiweiß: 14g

- Kohlenhydrate: 30g

- Fett: 5g

- Kalium: 250mg

- Phosphor: 200mg

Portionsgröße: 1 englischer Muffin

Zubereitungszeit: 5 Minuten

8. Gemüsefrittata mit Kräutern

Zutaten

- 4 Eier

- 1/2 Tasse gehacktes Gemüse (Brokkoli, Paprika, Zwiebeln)

- 1/4 Tasse fettarmer Ricotta-Käse

- Kräuter (Basilikum, Oregano)

- Salz und Pfeffer nach Geschmack

Anweisungen

1. Backofen auf 190°C (375°F) vorheizen. Eier in einer Schüssel verquirlen. Mit Salz und Pfeffer würzen.

2. Gemüse in einer Pfanne anbraten, bis es weich ist. Die Eimasse dazugeben und mit Ricotta und Kräutern bestreuen.

3.   Die Pfanne in den Ofen schieben und 15-20 Minuten backen, bis sie fest sind.

Nährwertangaben

- Kalorien: 200

- Eiweiß: 12g

- Kohlenhydrate: 5g

- Fett: 12g

- Kalium: 200mg

- Phosphor: 180mg

Portionsgröße: 1 Scheibe

Zubereitungszeit: 20 Minuten

KAPITEL 2

Rezepte für das Mittagessen

1. Thunfischsalat gefüllt mit Avocado

Zutaten

- 1 reife Avocado, halbiert und entsteint

- Thunfisch in Wasser verpackt, abgetropft und flockt von 1 Dose

- 1/4 Tasse gehackter Sellerie

- 1/4 Tasse gehackte rote Zwiebel

- 1 Esslöffel fettarme Mayonnaise

- Zitronensaft nach Geschmack

- Salz und Pfeffer nach Geschmack

Anweisungen

1. Die Avocado in einer Schüssel zerdrücken, dabei einige Stücke für die Textur übrig lassen.

2. Thunfisch, Sellerie, rote Zwiebel, Mayonnaise, Zitronensaft, Salz und Pfeffer hinzufügen. Gut mischen.

3.   Avocadohälften   sollten   mit   der
Thunfischsalatmischung gefüllt werden.

4.   Gekühlt servieren.

Nährwertangaben

- Kalorien: 250

- Eiweiß: 20g

- Kohlenhydrate: 8g

- Fett: 15g

- Kalium: 500mg

- Phosphor: 200mg

Portionsgröße: 1 halbe Avocado

Zubereitungszeit: 10 Minuten

2. Linsensuppe mit Gemüse

Zutaten

- 1 Tasse braune Linsen, abgespült

- 4 Tassen Gemüsebrühe

- 1/2 Tasse gehackte Karotten

- 1/2 Tasse gehackter Sellerie

- 1/4 Tasse gehackte Zwiebeln

- 1 Knoblauchzehe, gehackt

- 1/2 Teelöffel getrockneter Thymian

- Salz und Pfeffer nach Geschmack

Anweisungen

1.   Linsen, Brühe, Karotten, Sellerie, Zwiebeln, Knoblauch und Thymian in einem Topf vermischen. Zum Kochen bringen, dann die Hitze reduzieren und 30-45 Minuten köcheln lassen, bis die Linsen weich sind.

2.   Mit Salz und Pfeffer abschmecken. Warm mit Vollkornbrot servieren.

Nährwertangaben

- Kalorien: 250

- Eiweiß: 15g

- Kohlenhydrate: 40g

- Fett: 5g

- Kalium: 300mg

- Phosphor: 250mg

Portionsgröße: 1 Tasse

Zubereitungszeit: 45 Minuten

3. Truthahn-Gemüse-Wrap

Zutaten

- 2 Vollkorn-Tortillas

- 2 Scheiben Deli Truthahn (natriumarm)

- 1/4 Tasse Salat, gehackt

- 1/4 Tasse Gurke, gehackt

- 1/4 Tasse Tomate, gehackt

- 1 Esslöffel fettarmer Hummus

Anweisungen

1.   Jede Tortilla mit Hummus bestreichen. Truthahn, Salat, Gurke und Tomate auf einer Seite jeder Tortilla schichten.

2.   Die Tortillas aufrollen und genießen.

Nährwertangaben

- Kalorien: 250

- Eiweiß: 18g

- Kohlenhydrate: 30g

- Fett: 5g

- Kalium: 350mg

- Phosphor: 200mg

Portionsgröße: 1 Wrap

Zubereitungszeit: 5 Minuten

4. Lachssalat mit Römersalat

Zutaten

- 4 Unzen gekochter Lachs, Flocken

- 1 Tasse Römersalat, gehackt

- 1/4 Tasse gewürfelte Avocado

- 1/4 Tasse gehackte Gurke

- 2 Esslöffel fettarmer Joghurt

- 1 Esslöffel Zitronensaft

- Dill oder Schnittlauch, gehackt (optional)

Anweisungen

1.	Lachs, Salat, Avocado, Gurke, Joghurt, Zitronensaft und Dill oder Schnittlauch (optional) in einer Schüssel vermischen. Zum Beschichten schwenken.

2.	Sofort servieren.

Nährwertangaben

- Kalorien: 250

- Eiweiß: 25g

- Kohlenhydrate: 5g

- Fett: 15g

- Kalium: 500mg

- Phosphor: 280mg

Portionsgröße: 1 Portion

Zubereitungszeit: 10 Minuten

5. Quinoa-Salat mit schwarzen Bohnen und Gemüse

Zutaten

- 1/2 Tasse gekochter Quinoa

- 1/2 Tasse schwarze Bohnen, abgespült und abgetropft

- 1/4 Tasse gehackte rote Paprika

- 1/4 Tasse gehackter Mais

- 1/4 Tasse gehackte rote Zwiebel

- 2 Esslöffel Olivenöl

- 1 Esslöffel Limettensaft

- Kreuzkümmel und Koriander nach Geschmack

Anweisungen

1. Quinoa, schwarze Bohnen, rote Paprika, Mais und rote Zwiebel in einer Schüssel vermischen.

2. Olivenöl, Limettensaft, Kreuzkümmel und Koriander verquirlen.

3. Es sollte über den Salat gegossen und geschwenkt werden, um ihn zu bestreichen.

4.   Gekühlt oder bei Zimmertemperatur servieren.

Nährwertangaben

- Kalorien: 250

- Eiweiß: 15g

- Kohlenhydrate: 30g

- Fett: 10g

- Kalium: 350mg

- Phosphor: 220mg

Portionsgröße: 1 Tasse

Zubereitungszeit: 20 Minuten

6. Hähnchen- und Gemüsespieße mit Zitronenkräutermarinade

Zutaten

- Hähnchenbrust ohne Knochen, ohne Haut, in mundgerechte Stücke von 4 Unzen geschnitten.

- 1/4 Tasse gehackte Paprika

- 1/4 Tasse gehackte Zucchini

- 1/4 Tasse gehackte Zwiebel

- 2 Esslöffel Zitronensaft

- 1 Esslöffel Olivenöl

- Knoblauchpulver, Oregano und Thymian nach Geschmack

Anweisungen

1. Hähnchen, Paprika, Zucchini und Zwiebel in einer Schüssel vermengen.

2. In einer separaten Schüssel Zitronensaft, Olivenöl, Knoblauchpulver, Oregano und Thymian verquirlen.

3.   Über das Hähnchenfleisch und das Gemüse gießen und mindestens 30 Minuten marinieren lassen.

4.   Hähnchenfleisch und Gemüse auf Spieße stecken. Grillen oder backen, bis sie gar sind, ca. 10-15 Minuten.

5.   Mit einer Beilage aus braunem Reis oder Quinoa servieren.

Nährwertangaben

- Kalorien: 250

- Eiweiß: 25g

- Kohlenhydrate: 15g

- Fett: 10g

- Kalium: 300mg

- Phosphor: 250mg

Portionsgröße: 4 Spieße

Zubereitungszeit: 30 Minuten (inkl. Marinierzeit)

7. Gemüsesuppe mit Tofu

Zutaten

- 4 Tassen Gemüsebrühe

- 1 Tasse gehackte Karotten

- 1/2 Tasse gehackter Sellerie

- 1/4 Tasse gehackte Zwiebeln

- 1 Knoblauchzehe, gehackt

- 1 Block fester Tofu, abgetropft und in Würfel geschnitten

- 1/2 Tasse gehackte Tomaten

- 1 Esslöffel fettarmer Joghurt

- Dill oder Schnittlauch, gehackt (optional)

Anweisungen

1.   Brühe, Karotten, Sellerie, Zwiebel und Knoblauch in einem Topf vermischen.

2.   Es sollte zum Kochen gebracht werden, dann die Hitze reduzieren und 15 Minuten köcheln lassen.

3. Tofu und Tomaten dazugeben und weitere 10 Minuten köcheln lassen.

4. Joghurt und Dill oder Schnittlauch (optional) unterrühren.

5. Warm servieren.

Nährwertangaben

- Kalorien: 250
- Eiweiß: 18g
- Kohlenhydrate: 25g
- Fett: 5g
- Kalium: 350mg
- Phosphor: 260mg

Portionsgröße: 1 Tasse

Zubereitungszeit: 30 Minuten

8. Truthahn-Apfel-Sandwich auf Vollkornbrot

Zutaten

- 2 Scheiben Vollkornbrot

- 2 Scheiben Deli Truthahn (natriumarm)

- 1 Apfelscheibe, in dünne Scheiben geschnitten

- 1 Esslöffel Hummus

- Salat und Blattspinat (optional)

Anweisungen

1. Jede Scheibe Brot mit Hummus bestreichen. Truthahn, Apfelscheiben, Salat und Spinatblätter (optional) auf eine Seite jeder Brotscheibe schichten.

2. Die beiden Hälften zusammendrücken und genießen.

Nährwertangaben

- Kalorien: 250

- Eiweiß: 18g

- Kohlenhydrate: 30g

- Fett: 5g

- Kalium: 300mg

- Phosphor: 220mg

Portionsgröße: 1 Sandwich

Zubereitungszeit: 5 Minuten

9. Gebackener Lachs mit Zitrone und Kräutern

Zutaten

- 4 Unzen Lachsfilet

- 1 Esslöffel Zitronensaft

- 1 Esslöffel Olivenöl

- Knoblauchpulver, Oregano und Thymian nach Geschmack

Anweisungen:

1. Ofen auf 200°C (400°F) vorheizen. Backblech mit Backpapier auslegen.

2. Lachsfilet auf das Backblech legen. Mit Zitronensaft und Olivenöl beträufeln. Mit Knoblauchpulver, Oregano und Thymian würzen.

3. Es sollte 15-20 Minuten gebacken werden, oder bis es gar ist.

4. Mit geröstetem Gemüse oder braunem Reis servieren.

Nährwertangaben

- Kalorien: 250

- Eiweiß: 28g

- Kohlenhydrate: 5g

- Fett: 15g

- Kalium: 500mg

- Phosphor: 280mg

Portionsgröße: 4 Unzen Lachs

Zubereitungszeit: 20 Minuten (inkl. Backzeit)

10. Thunfisch-Salat-Salat-Wraps

Zutaten

- Thunfisch in Wasser verpackt, abgetropft und flockt von 1 Dose

- 1/4 Tasse gehackter Sellerie

- 1/4 Tasse gehackte rote Zwiebel

- 2 Esslöffel fettarme Mayonnaise

- Zitronensaft nach Geschmack

- Salz und Pfeffer nach Geschmack

- Römersalatblätter

Anweisungen

1. Thunfisch, Sellerie, rote Zwiebeln, Mayonnaise, Zitronensaft, Salz und Pfeffer in einer Schüssel vermischen. Gut mischen.

2. Römersalatblätter mit der Thunfischsalatmischung füllen. Einwickeln und genießen.

Nährwertangaben

- Kalorien: 250

- Eiweiß: 20g

- Kohlenhydrate: 5g

- Fett: 15g

- Kalium: 400mg

- Phosphor: 250mg

Portionsgröße: 4 Salat-Wraps

Zubereitungszeit: 10 Minuten

11. Veggie-Burger auf Vollkornbrötchen

Zutaten

- 1 Veggie-Burger-Patty

- Vollkorn-Hamburger-Brötchen

- Salat, Tomaten, Zwiebeln und Essiggurken (optional)

- Ketchup oder Senf (optional)

Anweisungen

1. Das Veggie-Burger-Patty nach Packungsanweisung zubereiten.

2. Das Vollkornbrötchen rösten.

3. Stellen Sie den Burger mit Ihren Lieblingstoppings und -saucen zusammen.

Nährwertangaben

- Kalorien: 250 (variiert je nach Veggie-Burger-Marke)

- Eiweiß: 15g

- Kohlenhydrate: 35g

- Fett: 5g

- Kalium: 300mg

- Phosphor: 250mg

Portionsgröße: 1 Burger

Zubereitungszeit: 15 Minuten (je nach Garzeit)

KAPITEL 3

Rezepte für das Abendessen

1. Gebackener Lachs mit Zitrone und Kräutern

Zutaten

- 4 Unzen Lachsfilet

- 1 Esslöffel Zitronensaft

- 1 Esslöffel Olivenöl

- Knoblauchpulver, Oregano und Thymian nach Geschmack

Anweisungen

1. Ofen auf 200°C (400°F) vorheizen.

2. Backblech mit Backpapier auslegen.

3. Lachsfilet auf das Backblech legen. Mit Zitronensaft und Olivenöl beträufeln. Mit Knoblauchpulver, Oregano und Thymian würzen.

4. Es sollte 15-20 Minuten gebacken werden, oder bis es gar ist.

5. Mit geröstetem Gemüse oder braunem Reis servieren.

Nährwertangaben

- Kalorien: 250

- Eiweiß: 28g

- Kohlenhydrate: 5g

- Fett: 15g

- Kalium: 500mg

- Phosphor: 280mg

Portionsgröße: 4 Unzen Lachs

Zubereitungszeit: 20 Minuten (inkl. Backzeit)

2. Hähnchen- und Gemüsepfanne

Zutaten

- Hähnchenbrust ohne Knochen, ohne Haut, dünn geschnitten von 4 Unzen

- 1/4 Tasse gehackte Paprika

- 1/4 Tasse gehackter Brokkoli

- 1/4 Tasse gehackte Champignons

- 1 Esslöffel natriumarme Sojasauce

- 1 Esslöffel Olivenöl

- Gemischte Maisstärke von 1 Esslöffel mit 2 Esslöffeln Wasser)

Anweisungen

1. Olivenöl in einem Wok oder einer Pfanne bei mittlerer bis hoher Hitze erhitzen. Hähnchenfleisch dazugeben und anbraten, bis es braun ist.

2. Gemüse dazugeben und zart-knusprig braten.

3. Sojasauce und Maisstärkebrei unterrühren. Kochen, bis die Soße eindickt.

4. Mit braunem Reis oder Quinoa servieren.

Nährwertangaben

- Kalorien: 250
- Eiweiß: 25g
- Kohlenhydrate: 25g
- Fett: 10g
- Kalium: 300mg
- Phosphor: 260mg

Portionsgröße: 1 Portion

Zubereitungszeit: 15 Minuten

3. Linsen-Gemüse-Suppe

Zutaten

- 1 Tasse braune Linsen, abgespült
- 4 Tassen Gemüsebrühe
- 1 Tasse gehackte Karotten
- 1/2 Tasse gehackter Sellerie
- 1/4 Tasse gehackte Zwiebeln
- 1 Knoblauchzehe, gehackt
- 1/2 Teelöffel getrockneter Thymian
- Salz und Pfeffer nach Geschmack

Anweisungen

1. Linsen, Brühe, Karotten, Sellerie, Zwiebeln, Knoblauch und Thymian in einem Topf vermischen. Zum Kochen bringen, dann die Hitze reduzieren und 30-45 Minuten köcheln lassen, bis die Linsen weich sind.

2.   Mit Salz und Pfeffer abschmecken. Warm mit Vollkornbrot servieren.

Nährwertangaben

- Kalorien: 250

- Eiweiß: 15g

- Kohlenhydrate: 40g

- Fett: 5g

- Kalium: 300mg

- Phosphor: 250mg

Portionsgröße: 1 Tasse

Zubereitungszeit: 45 Minuten

4. Gebackener Kabeljau mit Kräutern und Zitronenbuttersauce

Zutaten

- 4 Unzen Kabeljaufilet

- 1 Esslöffel Zitronensaft

- 1 Esslöffel Olivenöl

- Knoblauchpulver, Petersilie und Dill nach Geschmack

- 2 Esslöffel fettarme Butter

- 1 Esslöffel Zitronensaft

Anweisungen

1. Ofen auf 200°C (400°F) vorheizen.

2. Backblech mit Backpapier auslegen.

3. Kabeljaufilet auf das Backblech legen. Mit Zitronensaft und Olivenöl beträufeln. Mit Knoblauchpulver, Petersilie und Dill würzen.

4. Es sollte 15-20 Minuten gebacken werden, oder bis es gar ist.

5. Während der Kabeljau backt, Butter in einem Topf schmelzen. Zitronensaft einrühren und mit zusätzlichen Kräutern abschmecken (optional).

6. Kabeljau mit Zitronen-Butter-Sauce als Beilage servieren.

Nährwertangaben

- Kalorien: 250

- Eiweiß: 25g

- Kohlenhydrate: 5g

- Fett: 15g

- Kalium: 400mg

- Phosphor: 260mg

Portionsgröße: 4 Unzen Kabeljau

Zubereitungszeit: 20 Minuten (inkl. Backzeit)

5. Putenhackbraten mit Tomatenglasur
Zutaten

- 1 Pfund gehackter Truthahn (90% mager)

- 1/2 Tasse Semmelbrösel

- 1/4 Tasse gehackte Paprika

- 1/4 Tasse gehackte Zwiebel

- 1 Ei, verquirlt

- 1 Esslöffel natriumarmes Tomatenmark

- 1 Esslöffel Olivenöl

- 1/2 Teelöffel getrockneter Oregano

- Salz und Pfeffer nach Geschmack

Anweisungen

1.   Backofen auf 190°C (375°F) vorheizen.

2.   Die Kastenform sollte mit Backpapier ausgelegt sein.

3.   Putenhackfleisch, Semmelbrösel, Paprika, Zwiebel, Ei, Tomatenmark, Olivenöl, Oregano, Salz und Pfeffer in einer Schüssel vermischen. Gut mischen.

4.   Die Masse zu einem Laib formen und in die vorbereitete Kastenform geben.

5.   Es sollte 45-50 Minuten gebacken werden, oder bis es durchgegart ist.

6.   Während der Hackbraten backt, 1 EL Tomatenmark und 1 EL Wasser zu einer Glasur verrühren.

7.   Den Hackbraten in den letzten 10 Minuten des Backens mit der Glasur bestreichen.

Nährwertangaben

- Kalorien: 250

- Eiweiß: 28g

- Kohlenhydrate: 20g

- Fett: 10g

- Kalium: 250mg

- Phosphor: 220mg

Portionsgröße: 1 Scheibe

Zubereitungszeit: 30 Minuten

6. Veggie-Burger mit Aufstrich aus schwarzen Bohnen
Zutaten

- 2 Veggie-Burger-Patties
- Vollkorn-Burgerbrötchen
- Salat, Tomaten, Zwiebeln und Essiggurken (optional)
- Aufstrich aus schwarzen Bohnen:
- 1/2 Tasse schwarze Bohnen, abgespült und abgetropft

- 1/4 Tasse gehackte rote Zwiebel

- 1 Esslöffel Olivenöl

- 1 Esslöffel Zitronensaft

- Knoblauchpulver, Kreuzkümmel und Koriander nach Geschmack

Anweisungen

1. Vveggie-Burger-Patties sollten nach Packungsanweisung zubereitet werden.

2. Bereiten Sie den Aufstrich aus schwarzen Bohnen zu, indem Sie die schwarzen Bohnen mit einer Gabel zerdrücken. Rote Zwiebel, Olivenöl, Zitronensaft und die gewünschten Gewürze unterrühren.

3. Die Vollkorn-Burgerbrötchen toasten.

4. Stellen Sie die Burger mit Ihren Lieblingsbelägen und schwarzem Bohnenaufstrich zusammen.

Nährwertangaben

- Kalorien: 250 (variiert je nach Veggie-Burger-Marke)

- Eiweiß: 18g

- Kohlenhydrate: 30g

- Fett: 10g

- Kalium: 350mg

- Phosphor: 200mg

Portionsgröße: 1 Burger

Zubereitungszeit: 15 Minuten (je nach Garzeit)

7. Ein-Pfannen-Lachs mit mediterranem Gemüse

Zutaten

- 4 Unzen Lachsfilet

- 1/2 Tasse gehackte Zucchini

- 1/2 Tasse gehackte rote Paprika

- 1/4 Tasse gehackte Zwiebel

- 1 Esslöffel Olivenöl

- 1 Esslöffel Zitronensaft

- Knoblauchpulver, Oregano und Thymian nach Geschmack

Anweisungen

1. Ofen auf 200°C (400°F) vorheizen.

2.	Backblech mit Backpapier auslegen.

3.	Lachsfilet und Gemüse auf dem Backblech anrichten. Mit Olivenöl und Zitronensaft beträufeln. Mit Knoblauchpulver, Oregano und Thymian würzen.

4.	15-20 Minuten backen, bis der Lachs gar ist und das Gemüse zart-knackig ist.

Nährwertangaben

- Kalorien: 250

- Eiweiß: 28g

- Kohlenhydrate: 15g

- Fett: 15g

- Kalium: 500mg

- Phosphor: 280mg

Portionsgröße: 4 Unzen Lachs

Zubereitungszeit: 20 Minuten (inkl. Backzeit)

8. Tofu-Rührei mit Paprika und Zwiebeln

Zutaten

- Blockfester Tofu, zu 1/2 abgetropft und zerbröckelt

- 1/4 Tasse gehackte Paprika

- 1/4 Tasse gehackte Zwiebel

- 1 Esslöffel fettarme vegane Butter

- Kurkuma und Hefeflocken, nach Geschmack

- Vollkorntoast oder Tortillas (optional)

Anweisungen

1.   Vegane Butter in einer Pfanne bei mittlerer Hitze erhitzen.

2.   Paprika und Zwiebel dazugeben und kochen, bis sie weich sind.

3.   Den zerbröckelten Tofu dazugeben und kochen, bis er durchgewärmt ist.

4.   Mit Kurkuma und Hefeflocken abschmecken. 4

5.   Servieren Sie das Tofu-Rührei sofort mit Vollkorntoast oder Tortillas (optional).

Nährwertangaben

- Kalorien: 250

- Eiweiß: 18g

- Kohlenhydrate: 20g

- Fett: 5g

- Kalium: 300mg

- Phosphor: 200mg

Portionsgröße: 1 Portion

Zubereitungszeit: 15 Minuten

9. Hühnchen-Gemüse-Curry mit braunem Reis

Zutaten

- Hähnchenbrust ohne Knochen, ohne Haut, in Würfeln von 4 Unzen

- 1/2 Tasse gehackte Karotten

- 1/2 Tasse gehackte Zucchini

- 1/4 Tasse gehackte Zwiebel

- 1 Esslöffel natriumarme Currypaste

- 1 Tasse Gemüsebrühe

- 1 Teelöffel Maisstärke

- Brauner Reis, gekocht

Anweisungen

1.   Esslöffel Olivenöl sollten in einer Pfanne bei mittlerer Hitze erhitzt werden.

2.   Hähnchenfleisch dazugeben und anbraten, bis es braun ist.

3.   Gemüse dazugeben und kochen, bis es weich ist.

4.   Currypaste einrühren und 1 Minute kochen lassen.

5.   Gemüsebrühe sollte dazugegossen und zum Kochen gebracht werden.

6.   Die Hitze sollte niedriger sein und 5 Minuten köcheln lassen.

7.   In einer kleinen Schüssel Maisstärke und 1 Esslöffel Wasser verquirlen. Unter das Curry rühren und kochen, bis es eingedickt ist.

8.   Curry über gekochtem braunem Reis servieren.

Nährwertangaben

- Kalorien: 250

- Eiweiß: 25g

- Kohlenhydrate: 30g

- Fett: 5g

- Kalium: 400mg

- Phosphor: 250mg

Portionsgröße: 1 Portion

Zubereitungszeit: 30 Minuten

10. Ofenkartoffel mit schwarzen Bohnen und Salsa-Topping
Zutaten

- 1 große Kartoffel, gebacken
- Abgetropfte und abgespülte schwarze Bohnen von 1/4 Tasse
- 1/4 Tasse gehackte Tomaten
- 1/4 Tasse gehackte rote Zwiebel
- 1 Esslöffel Salsa

* Koriander, nach Geschmack

Anweisungen

1.   Die Kartoffel backen, bis sie weich ist. Aufschneiden und innen auflockern.

2.   Mit schwarzen Bohnen, Tomaten, roten Zwiebeln, Salsa und Koriander garnieren.

Nährwertangaben

* Kalorien: 250

* Eiweiß: 8g

* Kohlenhydrate: 45g

* Fett: 2g

* Kalium: 300mg

* Phosphor: 180mg

Portionsgröße: 1 Kartoffel

KAPITEL 4

Snacks

1. Griechischer Joghurt mit Beeren und Nüssen

Zutaten

- 1/2 Tasse griechischer Naturjoghurt (fettarm, phosphorarm)

- 1/4 Tasse gemischte Beeren

- 2 Esslöffel gehackte Walnüsse oder Mandeln

Anweisungen

1.   Joghurt, Beeren und Nüsse in eine kleine Schüssel schichten. Gekühlt genießen.

Nährwertangaben

- Kalorien: 150

- Eiweiß: 15g

- Kohlenhydrate: 15g

- Fett: 5g

- Kalium: 200mg

- Phosphor: 200mg

Portionsgröße: 1/2 Tasse

Zubereitungszeit: 5 Minuten

2. Apfelscheiben mit Mandelmus

Zutaten

- 1 mittelgroßer Apfel, in dünne Scheiben geschnitten

- 2 Esslöffel Mandelmus (natriumarm)

Anweisungen:

1.   Apfelscheiben mit Mandelmus bestreichen. Sofort genießen.

Nährwertangaben

- Kalorien: 150

- Eiweiß: 5g

- Kohlenhydrate: 20g

- Fett: 10g

- Kalium: 200mg

- Phosphor: 90mg

Portionsgröße: 1 Apfel

Zubereitungszeit: 5 Minuten

3. Edamame

Zutaten

- 1/2 Tasse gedämpfte Edamame (ungesalzen)

Anweisungen

1. Mit schwarzem Pfeffer oder anderen gewünschten Gewürzen (optional) bestreuen.

Nährwertangaben

- Kalorien: 120

- Eiweiß: 13g

- Kohlenhydrate: 17g

- Fett: 4g

- Kalium: 300mg

- Phosphor: 160mg

Portionsgröße: 1/2 Tasse

Zubereitungszeit: 5 Minuten (muss gedämpft werden)

4. Hüttenkäse mit Früchten und gerösteten Sprossen

Zutaten

- 1/4 Tasse Hüttenkäse (fettarm, natriumarm)

- 1/4 Tasse gehacktes Obst (Beeren, Ananas oder Pfirsich)

- 1 Esslöffel geröstete Sonnenblumen- oder Kürbiskerne

Anweisungen:

1. Hüttenkäse und Obst in einer Schüssel vermengen. Mit gerösteten Kernen bestreuen.

Nährwertangaben

- Kalorien: 150

- Eiweiß: 12g

- Kohlenhydrate: 15g

- Fett: 5g

- Kalium: 250mg

- Phosphor: 150mg

Portionsgröße: 1/4 Tasse Hüttenkäse

Zubereitungszeit: 5 Minuten (erfordert das Rösten von Kernen)

5. Karottensticks mit Hummus

Zutaten

- 2-3 Karottensticks, in mundgerechte Stücke geschnitten

- 2 Esslöffel Hummus (fettarm, natriumarm)

Anweisungen:

1. Karottensticks in Hummus tunken. Gekühlt oder bei Zimmertemperatur genießen.

Nährwertangaben

- Kalorien: 150

- Eiweiß: 4g

- Kohlenhydrate: 20g

- Fett: 5g

- Kalium: 300mg

- Phosphor: 100mg

Portionsgröße: 2-3 Karottensticks

Zubereitungszeit: 5 Minuten

6. Gurken mit griechischem Joghurt-Dip
Zutaten

- 1/2 Tasse griechischer Naturjoghurt (fettarm, phosphorarm)

- 1 Esslöffel gehackter Dill oder Schnittlauch

- 1 Knoblauchzehe, gehackt (optional)

- Gurkenstangen in Scheiben geschnitten

Anweisungen

1. Joghurt, Dill oder Schnittlauch und Knoblauch (optional) in einer Schüssel vermischen.

2. Gurkenstangen in die Joghurtmasse tunken.

Nährwertangaben

- Kalorien: 100

- Eiweiß: 8g

- Kohlenhydrate: 5g

- Fett: 1g

* Kalium: 200mg

* Phosphor: 100mg

Portionsgröße: 1/2 Tasse Joghurt-Dip

Zubereitungszeit: 10 Minuten

7. Paprikascheiben mit Guacamole

Zutaten

* 1 Paprika, in Streifen geschnitten

* 2 Esslöffel Guacamole (fettarm, natriumarm)

Anweisungen:

1.	Paprikascheiben in Guacamole tunken. Sofort genießen.

Nährwertangaben

* Kalorien: 150

* Eiweiß: 2g

* Kohlenhydrate: 15g

* Fett: 8g

* Kalium: 300mg

* Phosphor: 120mg

Portionsgröße: 1 Paprika

Zubereitungszeit: 5 Minuten

8. Popcorn mit Gewürzen:

Zutaten

- 1 Tasse ungekochte Popcornkörner

- 1-2 Esslöffel Olivenöl oder Avocadoöl (optional)

- Gewünschte Gewürze (Zwiebelpulver, Knoblauchpulver, Paprikapulver, etc.)

Anweisungen

1.   Popcorn nach den Anweisungen Ihres Poppers in der Luft aufpoppen.

2.   Leicht mit Öl beträufeln (optional) und mit den gewünschten Gewürzen bestreuen.

Nährwertangaben

- Kalorien: 150

- Eiweiß: 3g

- Kohlenhydrate: 25g

- Fett: 5g

- Kalium: 40mg

- Phosphor: 80mg

Portionsgröße: 1 Tasse Popcorn

Zubereitungszeit: 10 Minuten

9. Hartgekochte Eier mit geschnittenen Tomaten:

Zutaten

- 1 hartgekochtes Ei, geschält und in Scheiben geschnitten
- 2-3 Tomatenscheiben

Anweisungen

1. Eierscheiben und Tomatenscheiben auf einem Teller anrichten. Pur oder mit einer Prise schwarzem Pfeffer genießen.

Nährwertangaben

- Kalorien: 150
- Eiweiß: 7g
- Kohlenhydrate: 5g
- Fett: 5g
- Kalium: 150mg
- Phosphor: 200mg

Portionsgröße: 1 Ei und 2-3 Tomatenscheiben

Zubereitungszeit: 10 Minuten (erfordert gekochte Eier)

10. Reiswaffeln mit Hüttenkäse und Obst

Zutaten

- 1 Reiswaffeln

- 2 Esslöffel Hüttenkäse (fettarm, natriumarm)

- 1/4 Tasse gehacktes Obst (Beeren, Apfel oder Birne)

Anweisungen

1.   Den Reiskuchen mit Hüttenkäse bestreichen. Mit gehackten Früchten belegen.

Nährwertangaben

- Kalorien: 150

- Eiweiß: 8g

- Kohlenhydrate: 25g

- Fett: 2g

- Kalium: 200mg

- Phosphor: 150mg

Portionsgröße: 1 Reiswaffeln

Zubereitungszeit: 5 Minuten

11. Bratapfel-Chips

Zutaten

- 1 Apfel, in dünne Scheiben geschnitten

- Zitronensaft (optional)

- Zimt (optional)

Anweisungen:

1.   Backofen auf 93°C (200°F) vorheizen. Backblech mit Backpapier auslegen.

2.   Apfelscheiben auf dem Backblech verteilen. Mit Zitronensaft beträufeln (optional) und mit Zimt beträufeln (optional).

3.   1-2 Stunden backen, bis die Pommes frites trocken und knusprig sind.

Nährwertangaben

- Kalorien: 100

- Eiweiß: 1g

- Kohlenhydrate: 25g

- Fett: 0g

- Kalium: 100mg

- Phosphor: 40mg

Portionsgröße: 1/2 Tasse Apfelchips

Zubereitungszeit: 2 Stunden (inkl. Backzeit)

12. Karotten- und Selleriesticks mit Erdnussbutter

Zutaten

- Karottensticks und Selleriesticks (in mundgerechte Stücke geschnitten)

- 2 Esslöffel Erdnussbutter (natriumarm)

Anweisungen

1.   Karotten- und Selleriestangen in Erdnussbutter tunken. Sofort genießen.

Nährwertangaben

- Kalorien: 150

- Eiweiß: 5g

- Kohlenhydrate: 15g

- Fett: 8g

- Kalium: 200mg

- Phosphor: 180mg

Portionsgröße: 1 Portion Karotten- und Selleriestangen mit 2 Esslöffeln Erdnussbutter

Zubereitungszeit: 5 Minuten

KAPITEL 5

7 Tage Speiseplan

Tag 1

Frühstück - Müsli und griechisches Joghurtparfait mit Beeren

Mittagessen - Linsensuppe mit Gemüse

Abendessen - Gebackener Kabeljau mit Kräutern und Zitronenbuttersauce

Tag 2

Frühstück - Vollkorntoast mit Avocado und Ei

Mittagessen - Gemüsesuppe mit Tofu

Abendessen - Putenhackbraten mit Tomatenglasur

Tag 3

Frühstück - Übernachtung Chiasamen-Pudding mit Obst und Nüssen

Mittagessen - Gebackener Lachs mit Zitrone und Kräutern

Abendessen - Tofu-Rührei mit Paprika und Zwiebeln

Tag 4

Frühstück - Spinat-Pilz-Omelett

Mittagessen - Thunfischsalat gefüllt mit Avocado

Abendessen - Veggie-Burger mit schwarzem Bohnenaufstrich

Tag 5

Frühstück - Englischer Vollkorn-Muffin mit Hüttenkäse und Obst

Mittagessen - Lachssalat mit Römersalat

Abendessen - Hähnchen- und Gemüsepfanne

Tag 6

Frühstück - Gebackene Süßkartoffel mit schwarzen Bohnen und Salsa

Mittagessen - Quinoa-Salat mit schwarzen Bohnen und Gemüse

Abendessen - Linsen- und Gemüsesuppe:

Tag 7

Frühstück - Gemüsefrittata mit Kräutern

Mittagessen - Truthahn und Gemüse-Wrap

Abendessen - Gebackener Lachs mit Zitrone und Kräutern

KAPITEL 6

Schlussfolgerung

Als Senior kann sich das Navigieren durch CKD Stadium 4 wie ein Balanceakt anfühlen – seine Gesundheit zu ehren und gleichzeitig die Helligkeit des Lebens zu genießen. Innerhalb der Grenzen der diätetischen Einschränkungen erwartet Sie jedoch eine Welt des Geschmacks und der Ernährung. Dieses Kochbuch zeigt, dass CKD Stadium 4 keine langweiligen Mahlzeiten oder kulinarischen Verzicht bedeuten muss.

Sie haben einen Schatz an Rezepten gefunden, die sorgfältig mit Blick auf Ihre Gesundheit zubereitet wurden. Jedes Gericht ist eine Symphonie von Aromen und Texturen, die kreiert wurden, um Ihren Gaumen zu erfreuen und gleichzeitig Ihre Ernährungsbedürfnisse zu erfüllen. Sie haben gelernt, köstlichen in Kräutern marinierten Lachs, herzhaftes Hühnchen in einem herzhaften Eintopf und farbenfrohe vegetarische Genüsse zuzubereiten. Sie haben die Leichtigkeit von One-Pan-Wundern und den Komfort bewährter Klassiker genossen, die alle sorgfältig für einen nierenfreundlichen Genuss optimiert wurden.

Abgesehen von den Rezepten wird Ihnen dieses Buch helfen, die Kontrolle über Ihre Küche und Ihre Gesundheit zurückzugewinnen. Sie haben Selbstvertrauen bei der Auswahl von Produkten, dem Lesen von Nährwertetiketten und dem Ändern von Rezepten nach Ihren Wünschen entwickelt. Sie haben das Vergnügen entdeckt, mit Gewürzen zu experimentieren, neue Geschmacksrichtungen auszuprobieren und Mahlzeiten in ein Fest der Gesundheit und des Wohlbefindens zu verwandeln.

Denken Sie daran, dass CKD Stadium 4 kein Ziel ist; Es ist eine Reise. Dieses Kochbuch ist Ihr geschätzter Begleiter auf Ihrer Reise, bietet schmackhafte Ernährung und ein Gefühl von kulinarischem Abenteuer. Jeder Geschmack dient als Erinnerung daran, dass köstliches Essen, besonders wenn es mit geliebten Menschen geteilt wird, ein wesentlicher Bestandteil eines befriedigenden Daseins ist. Breiten Sie also Ihre Schürze weit aus, öffnen Sie diese Seiten und nutzen Sie die glänzenden Möglichkeiten, die auf Sie warten. Lassen Sie Ihre Küche zu einer Symphonie des Geschmacks werden und genießen Sie jeden Bissen, während Sie das köstlichste Kapitel Ihres Lebens schreiben.